DU

PERMANGANATE DE POTASSE

ET DE SON EMPLOI EN THÉRAPEUTIQUE

PRINCIPALEMENT

DANS LA BLENNORRHAGIE

PAR

Le Dr Octave GOURGUES

Docteur en médecine de la Faculté de Paris,
Ancien externe des hôpitaux,
Ancien interne à l'infirmerie centrale des prisons de la Seine. (Santé, 1880),
Ancien interne à l'hospice Saint-Lazare (1880-1881).

PARIS

A. PARENT, IMPRIMEUR DE LA FACULTÉ DE MÉDECINE

A. DAVY, successeur

31, RUE MONSIEUR-LÉ-PRINCE, 31

—

1881

DU

PERMANGANATE DE POTASSE

ET DE SON EMPLOI EN THÉRAPEUTIQUE

PRINCIPALEMENT

DANS LA BLENNORRHAGIE

PAR

Le Dr Octave GOURGUES

Docteur en médecine de la Faculté de Paris,
Ancien externe des hôpitaux,
Ancien interne à l'infirmerie centrale des prisons de la Seine. (Santé, 1880),
Ancien interne à l'hospice Saint-Lazare (1880-1881).

PARIS

A. PARENT, IMPRIMEUR DE LA FACULTÉ DE MÉDECINE

A. DAVY, successeur

31, RUE MONSIEUR-LE-PRINCE, 31

—

1881

DU

PERMANGANATE DE POTASSE

ET DE SON EMPLOI EN THÉRAPEUTIQUE

PRINCIPALEMENT

DANS LA BLENNORRHAGIE

AVANT-PROPOS

En nous proposant d'entreprendre une étude sur l'emploi thérapeutique du permanganate de potasse, nous n'avons pas eu la prétention de présenter cet agent comme un médicament nouveau. Cependant, son application à la blennorrhagie n'a pas encore été le sujet de travaux dogmatiques, et nous avons pensé qu'il serait intéressant de présenter, dans notre thèse inaugurale, les bons résultats que nous avons retirés de son emploi dans les uréthrites et les vaginites, pendant notre internat à l'hospice Saint-Lazare, dans le service de M. le docteur Félix Boureau. Nous avons été amené à considérer ce médicament comme le topique le plus fidèle dans le traitement de la blennorrhagie, et cette opinion s'est imposée à nous par la continuité et l'excellence des résultats qu'il nous a donnés.

La partie de ce travail qui nous est rigoureusement personnelle porte donc sur l'emploi particulier du permanganate de potasse dans le traitement de la blennorrhagie et de la vaginite, basée sur les observations que nous avons pu recueillir nous-même à Saint-Lazare, en soignant les vénériennes de la deuxième section, (filles soumises et insoumises). Mais ce travail n'eut pas été suffisant; nous avons cru devoir le compléter en y adjoignant une notice chimique sur le permanganate de potasse, une historique de l'introduction de ce sel dans la pratique courante et l'exposé de ses différentes applications thérapeutiques.

La physiologie du permanganate de potasse n'existe pas à proprement parler; il a été rarement donné à l'intérieur et l'on n'a jamais constaté d'empoisonnement produit par son ingestion, accidentelle ou criminelle. Même dans les travaux modernes où l'on s'est le plus occupé des applications cliniques des préparations de manganèse, leur action physiologique a été peu ou point étudiée, dit M. Delioux de Savignac; à l'usage interne, on leur attribue généralement des propriétés toniques et stimulantes, comparables à celles des préparations ferrugineuses, et encore ne serait-ce que par les effets thérapeutiques qu'on les aurait constatées.

A l'usage externe, les composés manganiques solubles, et particulièrement le permanganate de potasse, sont dissolvants, détersifs, un peu irritants (par suite de leur richesse remarquable en oxygène), et le deviendraient beaucoup, si l'on en exagérait la dose, ou si l'on n'étendait pas suffisamment leur dissolution.

Le permanganate de potasse, à l'encontre des sels de fer
(qui offrent cependant tant d'analogie avec les sels de manganèse) n'est pas hémostatique; c'est un fluidifiant, tandis
que le perchlorure de fer est un coagulant. (Delioux de
Savignac). Dans les cas où nous avons fait intervenir le
permanganate de potasse pour traiter des vaginites, dont la
production reconnaissait pour cause une affection utérine
avec ulcération de la partie cervicale et vaginale de cet
organe, ulcération donnant lieu à des hémorrhagies, nous
n'avons pas constaté l'hémostase; le sang a été profondément
modifié, mais les sources sanguines n'ont pas été taries ou,
à plus exactement parler, obturées.

Cela tient probablement au faible degré d'astringence
que possède la dissolution de ce sel, au titre employé par
nous. D'ailleurs, le permanganate de potasse n'est pas un
astringent énergique; jamais nous n'avons constaté après
son emploi en solution concentrée, une astriction semblable
à celle qu'on observe par exemple, après une application
d'une solution d'alun ou de tannin.

Le mode d'action du permanganate de potasse sur les
tissus vivants, consiste en une décomposition rapide de ce
sel, en présence de ces tissus.

Il cède de son oxygène aux matières organiques avec lesquelles il se trouve en contact. C'est un oxydant énergique
et par là même un désinfectant et un antiseptique par excellence. C'est à ce mode d'action seul, que nous rapportons les
succès que nous avons obtenus, n'attachant que peu ou pas
de confiance à son action astringente. Nous donnerons
plus loin, un tableau assez complet des médicaments astringents employés jusqu'ici dans la blennorrhagie, on verra
combien la série est nombreuse, et par contre, combien

sont peu nombreux, pour ne pas dire appréciables, les agents sur lesquels on peut compter sérieusement pour la cure de cette tenace et désobligeante affection.

Il nous faut tenir compte cependant, dans la rapidité des résultats obtenus, du régime sévère auquel étaient astreintes nos malades de Saint-Lazare. Les écarts étaient impossibles, les malades étaient surveillées, les injections faites par nous-même, le repos prescrit était observé, les bains et les médicaments internes administrés exactement. Ces conditions ne sont pas rigoureusement observées dans la pratique de la ville; ils sont rares, les malades libres, qui ont assez d'empire sur eux-mêmes pour suivre minutieusement les prescriptions du médecin et pour éviter une lacune dans les soins ou un écart dans le régime, tandis qu'ils y sont exposés par leurs relations et quelquefois les nécessités de l'existence. Si l'on songe combien de rechûtes sont dues à un de ces écarts ou à plusieurs de ces lacunes et combien, par suite, la guérison devient difficile, on ne s'étonnera pas des remarquables résultats obtenus par nous, grâce aux conditions d'hygiène forcée dans lesquelles se trouvaient nos malades, pour leur plus grand intérêt d'ailleurs. Des vaginites chroniques, des uréthrites invétérées, qui avaient résisté au nitrate d'argent en crayon, se sont promptement modifiées et ont guéri par le permanganate de potasse, grâce d'abord à l'action du médicament, puis aux conditions générales de traitement que nous venons d'indiquer.

Bien que faisant la part de ces circonstances, l'action du permanganate de potasse n'en est pas moins remarquable et étonnamment active. Nous montrerons par nos observations de Saint-Lazare et deux autres observations de blennorrhagie uréthrale chez l'homme, recueillies au dehors, que l'action bienfaisante et réparatrice du permanganate dépasse rarement deux septénaires.

Qu'il nous soit permis, en terminant cet avant-propos, de remercier sincèrement notre affectionné maître, M. le docteur Félix Boureau, chef de service à Saint-Lazare, de la bienveillance et de l'amitié qu'il nous a toujours témoignées et de l'assurer de la profonde reconnaissance, ainsi que de la respectueuse sympathie que nous lui avons vouées en retour.

<hr>

CHAPITRE Ier

Propriétés physiques et chimiques du permanganate de potasse

Le permanganate de potasse a été découvert par Mitscherlich. C'est un sel très riche en oxygène et doué par conséquent d'un pouvoir oxydant très énergique; semblable, en cela, au perchlorate de potasse, avec lequel il est isomorphe. Il cristallise avec ce dernier sel en toutes proportions.

Les cristaux de permanganate de potasse constituent des prismes assez volumineux, presque noirs, doués d'un reflet vert métallique, devenant d'un bleu d'acier à la surface, par leur exposition à l'air, mais sans s'altérer autrement; leur poudre est d'un rouge cramoisi. La densité de ces cristaux est égale à 2,71.

. Le permanganate de potasse est soluble dans 15 à 16 parties d'eau froide, d'après Mitscherlich. Sa solution est d'une couleur pourpre magnifique et son pouvoir colorant est très considérable.

La propriété la plus remarquable du permanganate de potasse en particulier, et des permanganates alcalins en général, est, sans contredit, l'action qu'exercent sur eux les matières organiques. Cette action a été constatée depuis longtemps, et c'est précisément sur elle que repose l'emploi du permanganate de potasse, en thérapeutique, comme désinfectant.

Les matières organiques altèrent très rapidement la solution de ce sel, en en précipitant du sesquioxyde brun de manganèse, ou en produisant une solution verte (manganate), suivant les circonstances. Le permanganate de potasse oxyde la naphtaline, en produisant de l'acide phtalique; le camphre, en donnant de l'acide camphorique; l'alcool, en donnant de l'acide acétique; les acides gras, en fournissant de l'acide succinique, etc. (Cloëz et Guignet, *Comptes rendus*, t. XLVI, p. 1110; t. XLVII, p. 710.)

Le papier décompose le permanganate; il se forme une coloration brune de sesquioxyde de manganèse. De même, la peau, au contact d'une solution de permanganate de potasse, se recouvre d'une tache brune de sesquioxyde de manganèse. Cette tache ne persiste pas et disparaît dans les vingt-quatre heures; nous avons eu occasion de le constater par nous-même. Le linge est également taché par la solution permanganatée; on a signalé cet inconvénient comme une incommodité très désagréable dans l'emploi du permanganate de potasse en thérapeutique. Rien n'est plus facile, cependant, que de faire disparaître ces taches; le procédé le plus commode à employer a été donné depuis longtemps par M. Réveil. — Nous y reviendrons dans un autre chapitre.

Il ressort de l'action du permanganate de potasse sur les matières organiques, que, pour avoir une solution absolument pure, il faut employer spécialement l'eau distillée ; l'eau potable ordinaire renferme toujours des particules organiques et des impuretés qui altèrent immédiatement la solution.

Les matières minérales réductrices agissent d'une manière encore plus rapide sur le permanganate de potasse que les matières organiques. Si, dans la plupart des réactions, les liqueurs ne sont pas acides, ce sel se transforme en sesquioxyde de manganèse ; en présence d'un acide, il donnerait le sel manganeux correspondant. Les sels ferreux sont immédiatement transformés en sels ferriques ; l'iodure de potassium est transformé en iodate, en même temps qu'il se forme de la potasse et du sesquioxyde de manganèse (Weltzien).

M. Ed. Willm signale, dans le Dictionnaire de Chimie publié par M. le professeur Ad. Würtz, d'autres réactions remarquables produites par le permanganate de potasse. Voici les plus importantes :

—La solution aqueuse du permanganate de potasse ne se décompose pas sensiblement par l'ébullition, quand elle est pure.

(Ceci est important en thérapeutique, attendu qu'il peut se présenter des cas où des applications froides de cette solution seraient contre-indiquées ; par exemple, dans le traitement de certaines otorrhées, où la sensibilité des nerfs de l'oreille ne permet au malade de supporter que des injections tièdes. Il faudrait renoncer au permanganate si la chaleur décomposait sa dissolution.)

—Si la solution est aiguisée d'un acide quelconque (sulfurique ou azotique), elle se comporte comme une solution d'acide permanganique et commence déjà à dégager de l'oxygène vers 30°.

— L'eau oxygénée décolore immédiatement la solution de permanganate.

Lorsqu'on chauffe à 240° le sel sous la forme solide, il se décompose en dégageant de l'oxygène, et en laissant un résidu de manganate de potassium et de peroxyde de manganèse (Thénard). Traité par l'acide sulfurique concentré, il dégage de l'ozone et des vapeurs roses ; les parois du vase se recouvrent d'un enduit brun. — La pharmacopée anglaise a donné le nom d'*eau ozonisée* à une solution de deux grammes de permanganate de potasse dans un litre d'eau.

M. Lutz, dans le Dictionnaire encyclopédique des Sciences médicales, constate l'action remarquable du permanganate sur le sulfure de carbone. Ce dernier corps, qui n'est pas attaqué par l'acide azotique fumant, est transformé en acides carbonique et sulfurique par le permanganate.

Préparation. — Nous terminerons ce rapide exposé chimique en disant quelques mots de la préparation du permanganate de potasse. Il y a plusieurs procédés différents ; nous n'en décrirons qu'un, nous contentant, pour les autres, de citer les auteurs les plus connus.

Le procédé le plus simple est celui qui consiste à introduire dans un creuset de fer 5 parties de potasse caustique, qu'on a fait dissoudre dans la plus petite quantité d'eau possible ; d'un autre côté on fait un mélange intime de 3 parties et demie de chlorate de potasse et de 4 parties de peroxyde de manganèse, le tout finement pulvérisé, et on ajoute le mélange à la potasse.

On chauffe doucement d'abord pour dessécher la pâte ; pendant cette dessication, il se forme déjà une partie notable de manganate de potasse ; on chauffe ensuite au rouge sombre, progressivement. Après le refroidissement, on pulvérise le produit, et on le fait bouillir avec 200 parties d'eau. La dissolution, qui est maintenant d'un rouge intense, est filtrée à travers de l'amiante ; puis, après l'avoir saturée par l'acide azotique étendu, on l'évapore à une douce chaleur ; par le refroidissement, le permanganate de potasse cristallise. Pour obtenir le sel pur, il faut le dissoudre dans une petite quantité d'eau et le faire cristalliser de nouveau ; puis on fait sécher les cristaux sur des briques. Ces cristaux se présentent sous la forme des longues aiguilles, presque noires, à reflet métallique, que nous avons décrites.

Le procédé simple que nous venons d'exposer est celui de M. Lutz. Les autres procédés diffèrent peu ; nous citerons celui de MM. Chevillot et Edwards, qui remplacent le chlorate par le nitrate de potasse ; les procédés de Wœhler, de Gregory, de Grœger, de Stœdeler. Ce dernier opère la transformation du manganate en permanganate, par l'action d'un courant de chlore ; on utilise ainsi intégralement tout le manganèse, car il ne se dépose pas d'oxyde. — Enfin, en dernier lieu citons le procédé de M. Béchamp, qui consiste à faire agir l'oxygène sur le manganate potassique. (*Ann. de Chimie et de Phy.*, t. LVII, p. 293.)

CHAPITRE II

Historique du permanganate de potasse et de ses diverses applications thérapeutiques.

Les propriétés chimiques du permanganate de potasse, propriétés que nous venons d'exposer, devaient infailliblement attirer l'attention des hygiénistes et des médecins sur cet agent remarquable d'oxydation. C'est à Henry Bollman Condy que revient le mérite d'avoir, le premier, mis en relief les propriétés désinfectantes des permanganates alcalins. Sous le nom de « Condy's patent fluid natural desinfectant », il fit connaître en 1857, en Angleterre, une solution de permanganates alcalins, qu'il recommanda pour désinfecter l'air, les lieux infects et en même temps pour le pansement des plaies. Seulement Condy n'était pas médecin, mais simple fabricant de produits chimiques, et par conséquent, au point de vue scientifique, il ne put établir ses expériences avec assez d'autorité.

Ce fut le Dr Hofmann, professeur au collége royal de Chimie de Londres, qui, par un rapport détaillé, porta le nouveau médicament à la connaissance du public médical. La solution de Condy fut insérée, en 1863, dans la pharmacopée britannique.

En France, ce n'est qu'en 1861, que nous voyons apparaître un travail sur ce sujet (Rapport de M. Boudet à l'Académie de Médecine), et ce ne fut qu'en 1862, que les médecins s'occupèrent définitivement du permanganate de potasse et s'en servirent dans la pratique chirurgicale.

Demarquay ouvrit la marche, et fut le premier à reconnaître les mérites du nouvel agent. (Rapport à l'Académie des Sciences, 1863. — *Gazette des Hôpitaux*, 7 mars 1863). Ce chirurgien considéra, à bon droit, le permanganate de potasse comme le désinfectant par excellence, et l'adopta, exclusivement comme tel, dans sa pratique. Il s'en servit dans les circonstances les plus variées : plaies de mauvaise nature, affections gangréneuses et diphthéritiques, catarrhes purulents de la vessie, ulcères phagédéniques, etc.

M. le Dr Oliffe publia, en mars 1863, dans la *Gazette des Hôpitaux*, une cure remarquable d'ozène, obtenue par le permanganate de potasse.

Cette même année, au mois de juin, M. Blache lut à l'Académie de médecine le rapport qu'il avait été chargé de faire sur une note, relative à l'emploi du permanganate de potasse comme agent de désinfection, par M. le Dr Castex, chirurgien-major dans l'armée d'Afrique.

En 1864, M. Réveil publia dans les Archives générales de Médecine un mémoire intitulé : Du permanganate de potasse et de son emploi comme désinfectant.

A cette époque également, parut la thèse de M. Le Dreux, sur le cancer utérin et sa désinfection par le permanganate. Cette thèse inspirée par Demarquay, n'est qu'une reproduction des mémoires de ce savant chirurgien.

En Octobre 1865, le Bulletin de Thérapeutique publia un mémoire de M. Cosmao-Dumenez, à propos de la désinfection des selles des cholériques par le permanganate de potasse.

Le fluide de Condy, en Angleterre, avait servi à Angus Smith pour faire l'analyse de l'air vicié — (Septomètre); le permanganate de potasse servit à M. Monier à Paris, à

M. Ramon de Luna, à Madrid pour leurs études sur l'air de ces deux capitales. M. Réveil et M. H. Roger s'en servirent également en mars 1861.

M. Félix Bellamy l'employa pour le dosage de la matière organique des eaux (Journal de pharmacie et de chimie. Janvier 1867).

M. Réveil dans un second mémoire très complet, établit définitivement le rôle efficace du permanganate.

« De tous les désinfectants, dit-il, le permanganate de potasse est le plus satisfaisant, pouvant être employé à toutes les doses sans danger; sa solution est d'une belle couleur violette, agréable à la vue; il est de plus, complètement inodore, avantage immense qu'il possède sur les divers coaltars, l'acide phénique et les phénates. Comme antimiasmatique, il ne neutralise pas seulement l'action des miasmes, il les annihile complètement et les détruit, en sorte qu'il n'en reste plus de traces, et cela avec une rapidité d'action qui tient vraiment du prodige....»

Quant aux inconvénients que présente l'emploi constant du permanganate, tache, altération du linge, M. Réveil donne un moyen facile d'y remédier. Pour faire des pansements permanganatés, il préconise l'emploi de la charpie d'amiante, que ce sel n'attaque pas ; quant aux taches du linge, rien de plus simple que de les faire disparaître par l'un des procédés suivants: il suffit de faire tremper le linge, taché par le permanganate, quelques minutes dans de l'eau acidulée par 2 centièmes d'acide chlorhydrique, ou bien additionnée d'une proportion un peu plus forte de sel d'oseille, ou mieux encore dans de l'eau acidulée avec le suc d'un citron.

Comme on le voit, rien n'est plus commode que de se débarrasser des taches manganiques. A Saint-Lazare, quand nos doigts étaient recouverts d'une tache brune de sesquioxyde de manganèse, nous la faisions disparaître avec le sel d'oseille à l'instant ; et, quand il nous arrivait de ne pas y toucher, elle disparaissait d'elle-même dans le courant de la journée. M. Réveil préfère de beaucoup le permanganate de potasse aux autres désinfectants : Liqueur de Labarraque, eau chlorurée, etc.

Van den Corput fut un des premiers à administrer le permanganate à l'intérieur. Il le fit prendre, en solution, à la dose de 1 gramme et demi par jour, progressivement et par cuillerées, dans les maladies zymotiques.

M. Oliffe l'administra également à l'intérieur, en lieu et place du chlorate de potasse, pour combattre la fétidité de l'haleine.

En Angleterre, on a employé une solution à un ou deux centièmes, en gargarismes, surtout dans l'angine couenneuse. Cette médication aurait aussi, d'après M. Réveil, fourni quelques bons résultats à l'hôpital des Enfants malades, dans les services de MM. Blache, Bouvier, Roger et Bouchut.

Nous n'insisterons pas sur le traitement de la diphthérie par le permanganato de potasse ; nous nous bornerons faire remarquer avec le Compendium de Thérapeutique française et étrangère, que toutes les fois que les malades peuvent se gargariser, les solutions de permanganate peuvent rondro de précieux services et même dispenser de cautérisations ultérieures.

A l'intérieur, M. le docteur Langlet a employé dernièrement le permanganate de potasse à fortes doses en lavements. L'union Médicale et Scientifique du Nord-Est rap-

porte une observation à cet égard, où M. Langlet fit administrer des lavements de 10 gr. pour 500, dans un cas d'in-
vagination intestinale. — M. Charles Bell, d'Edimbourg, a
employé avec succès le permanganate de potasse dans l'angine scarlatineuse (London Medical review); ainsi que
M. Evans (Medical Times). — M. le Dr Ploss, de Leipsig,
s'en est également servi avec avantage contre l'ozène et les
ulcères infects. — Le « New-Yorck Med. Record » recommande une solution de permanganate au centième contre les
sueurs fétides des pieds, en conseillant de baigner les pieds
matin et soir, et même toutes les heures, s'il est nécessaire,
en laissant le liquide sécher sans l'essuyer. — Sampson, de
Londres, l'indique à la dose de 15 centigrammes, trois
fois par jour, pour combattre le diabète, comme tonique
et reconstituant.

De toutes ces diverses affections, la cure la plus remarquable est celle de l'ozène, cette affection si affligeante et
si rebelle. Dans le traitement de l'ozène, le procédé qui
convient le mieux pour appliquer les injections nasales
est celui que préconise Weber. Sa simplicité est très grande
et son efficacité remarquable. Il consiste en ceci: le malade a la tête droite, bien fixée; par l'une des narines,
on introduit à la profondeur d'environ un centimètre, le
bout de l'injecteur (canule en gomme ordinaire, à embout ovalaire, d'un volume susceptible de pénétrer dans
la narine sans difficulté et percé d'un trou central). L'embout introduit bien horizontalement, on presse sur la narine
pour l'obturer par la pression; on dit au malade de respirer
par la bouche, de façon à ce que le voile du palais vienne
s'appliquer sur l'arrière-cavité des fosses nasales, et l'on
pousse l'injection à l'aide d'un irrigateur Eguisier.

La quantité de liquide à injecter ne doit pas être inférieure à 100 grammes. Le liquide entre par la narine occupée par le bout de la canule en gomme, lave les fosses nasales et ressort par la narine libre.

Comme on le voit, ce procédé est très simple et rappelle un peu celui de Politzer pour la douche d'air; à cette différence près, que Politzer faisait faire des mouvements de déglutition pour obtenir l'obturation de l'arrière cavité des fosses nasales.

— A Manchester, en novembre 1877, M. Walter Whitehead fit une extirpation totale de la langue, par la bouche, à l'aide de ciseaux (British medical Journal, 1877, décembre). Cette opération remarquable, (la première qui ait été tentée par la bouche) fit valoir les qualités antiseptiques du permanganate de potasse, en ce sens que ce fut à cet agent que le chirurgien anglais eut recours pour le lavage journalier de la bouche de son opéré et que le médicament fut fidèle à ce qu'on attendait de lui.

Dans un travail, publié au commencement de l'année 1880 par M. le Dr Bourgeois, dans le Bulletin général de Thérapeutique, ce médecin relate des observations d'otorrhées guéries par le traitement au permanganate de potasse. Les otites externes aiguës ou chroniques ne résistent pas à cet agent. En huit jours de temps, à raison de deux injections par jour, pratiquées à l'aide de l'irrigateur à double courant, de Prat, une otite externe aiguë provoquée chez un enfant par une graine de café qui s'était logée dans l'oreille droite, et une otite aiguë survenue chez un capitaine du génie, furent toutes deux radicalement guéries.

Cinq otites externes chroniques, survenues chez des enfants scrofuleux, furent guéries en une quinzaine de jours par des injections de permanganate de potasse à la dose de 10 centigrammes pour 150 grammes d'eau.

Dans une dacryocystite chronique, des injections prati-·quées à l'aide d'une seringue de Pravaz, munie d'une canule courbe, dite « canule pour point lacrymal » amenèrent la guérison complète en trois semaines. Le permanganate avait peu d'action sur la conjonctive, soit qu'il fût dilué par les larmes, soit qu'il se décomposât à leur contact. Il ne fut pratiqué qu'une injection par jour ; la solution s'éliminait dans la journée par le canal nasal et en très-faible quantité par les points lacrymaux.

M. Bourgeois fait suivre cette observation de la réflexion suivante: « ce qui prouve que, suivant l'opinion émise par M. le professeur Gosselin (1), il faut, avant tout, dans la dacryocystite chronique, avec ou sans tumeur lacrymale, modifier le catarrhe du sac, de façon à rendre la muqueuse moins apte à la sécrétion purulente. (Fonction qui ressortit éminemment aux propriétés du permanganate de potasse, au même titre que dans l'uréthrite blennorrhagique).»

— Nous nous sommes attaché, jusqu'à présent, à reproduire sommairement les cas les plus importants de la thérapeu-tique, où le permanganate de potasse a pu rendre des ser-vices signalés, omettant à dessein de parler des affections vénériennes. Nous arrêterons ici cette énumération, en ré—servant, toutefois, quelques lignes pour parler d'une nouvelle propriété du permanganate, qui vient d'être tout récemment découverte par M. de Lacerda: l'action efficace de la solu-tion de ce sel, introduite dans l'économie par la voie des

---

(1) Gosselin. Clinique chirurgicale.

injections hypodermiques, contre l'empoisonnement produit par la morsure des serpents venimeux et en particulier des cobras du Brésil.

Les journaux médicaux, tant français qu'étrangers, ont publié les faits énoncés par M. de Lacerda, et nous croyons devoir mentionner les résultats obtenus, qui viennent corroborer la confiance que nous accordons au permanganate de potasse, comme antiseptique et antiputride.

Nous reproduisons la notice insérée dans le Journal d'Hygiène. « Les derniers journaux du Brésil nous apportent, avec l'accent de l'enthousiasme patriotique le plus légitime, la nouvelle d'une très-importante découverte réalisée dans le laboratoire de physiologie expérimentale du Museum de Rio de Janeiro, par M. le Dr J. B. de Lacerda.

Il ne s'agit rien moins que de la neutralisation du virus vénéneux des serpents cobras par le permanganate de potasse employé en injections hypodermiques... Plusieurs des expériences, aussi nombreuses que variées du savant physiologiste brésilien, ont été répétées avec un succès constant, en présence de S. M. l'empereur don Pedro...

Cette découverte n'est pas l'effet de l'empirisme ou du hasard; elle dérive d'une série de recherches et d'expérimentations physiologiques. Il y a quelques semaines, M. de Lacerda, en étudiant la nature du venin des piqûres des serpents, avait constaté son analogie frappante, avec la nature même du suc pancréatique.

Aujourd'hui, il ouvre une voie nouvelle à la physiologie expérimentale des poisons organiques du serpent, en démontrant l'action neutralisante exercée sur eux par le permanganate de potasse. »

— La Gazette des hôpitaux, d'un autre côté, dans un numéro

de Septembre dernier, reproduit la communication adressée par M. de Lacerda, à l'Académie des sciences (Séance du 12 Septembre 1881). Cette communication serait trop longue à reproduire; nous nous contenterons d'en extraire quelques passages : « Ce n'est qu'après avoir reconnu l'inefficacité plus ou moins absolue du perchlorure de fer, du borax, du nitrate acide de mercure, du tannin et d'autres substances chimiques diverses, dit M. de Lacerda, que nous avons été amené à essayer une substance qui a fourni des résultats véritablement étonnants ; le permanganate de potasse. »

Pour établir ses expériences, le savant brésilien en a tenté de trois façons différentes. En premier lieu, il a injecté du venin actif du bothrops, dilué dans l'eau distillée, dans le tissu cellulaire des chiens. Une ou deux minutes après, quelquefois plus tard, il injectait à la même place une quantité égale de solution filtrée de permanganate de potasse au centième. Les chiens, examinés le lendemain, ne montraient aucun signe de lésion locale; cependant, ce même venin, injecté sans contre-poison sur d'autres chiens, produisait toujours de grandes tuméfactions locales, des abcès plus ou moins volumineux, avec perte de substance et destruction des tissus.

La seconde série d'expériences a consisté à introduire le venin dans les veines, et à injecter une demi-minute après une certaine quantité de solution de permanganate au centième. En dehors d'une agitation très-passagère et quelquefois d'une accélération cardiaque qui a duré quelques minutes à peine, l'animal n'a ressenti aucun trouble; tandis qu'il mourait quand le contre-poison n'était pas injecté.

Dans une autre série de cas, M. de Lacerda a injecté le

poison dans la vessie et il a attendu la manifestation des troubles caractéristiques. Ici nous laissons la parole à l'expérimentateur. « Au moment où l'animal avait déjà une grande dilatation pupillaire, des troubles respiratoires et cardiaques, contracture, miction et défécation, nous avons injecté coup sur coup dans la veine, de 2 à 3 centimètres cubes de la solution de permanganate de potasse au centième. Au bout de deux ou trois minutes, quelquefois de cinq minutes, nous avons vu les troubles disparaître ; il restait à peine une prostration générale dont la durée n'a jamais dépassé de 15 à 25 minutes. Alors, en mettant l'animal à terre, il marchait très-bien; il était même capable de courir; il gardait enfin, tout l'aspect d'un chien normal. Et cependant les autres chiens, qui avaient reçu la même quantité de venin pur, sans l'antidote, sont morts plus ou moins rapidement... »

Nous n'ajouterons aucun commentaire à ces faits éloquents ; ils parlent d'eux-mêmes. Contrôlés par les savants français, ils contribueront à généraliser l'emploi du permanganate de potasse, en démontrant une fois de plus ses qualités merveilleuses comme agent antiseptique.

CHAPITRE III.

Mode d'action du permanganate de potasse dans la blennorrhagie et la vaginite.

Avant d'arriver à l'action profondément modificatrice du permanganate de potasse sur le pus blennorrhagique, nous allons rappeler, dans un rapide exposé, les principaux médicaments qui ont été préconisés pour le traitement, tant interne que topique, de cette tenace affection. On verra par le nombre d'agents qui composent cette série médicamenteuse, quelle efficacité véritable on peut accorder à chacun d'eux. En exceptant les balsamiques, dont l'usage journalier a consacré la valeur réelle, pas un de ces médicaments n'a été constamment fidèle jusqu'à ce jour.

Astringents, détersifs, caustiques ont été employés, souvent en vain. Les antiseptiques : acide phénique, coaltar, borate de soude, chlorure de chaux, etc, sont demeurés souvent sans résultats. Le coaltar est peut-être le seul médicament qui rende service fidèlement dans certains cas ; quant au chlorure de chaux, il est imparfaitement soluble dans l'eau, légèrement corrosif (Eau de Javel) et n'agit que par son chlore, dont le dégagement n'a lieu qu'en présence d'un acide. Le sulfite de soude n'est efficace qu'à la longue, comme le borax ; reste le permanganate de potasse dont nous sommes les partisans convaincus.

Nous citerons, parmi les tisanes, deux plantes (Arenaria rubra et Busserole) qui nous ont donné de bons résultats dans le traitement de la blennorrhagie aiguë.

Quant aux topiques, nous les distinguerons : en astringents, caustiques, isolants, détersifs, calmants et antiseptiques. Nous diviserons les antiseptiques en antiseptiques irritants, détersifs et en antiseptiques francs.

1° *Médicaments astringents.*

Tannin, ou *acide tannique.* Entre dans la formule de beaucoup d'injections, tantôt sous forme d'acide tannique, tantôt sous forme de tannate ; parmi les tannates nous citerons :

Le *tannate de zinc* (ou sel de *Barnit*).

Le *tannate de bismuth*. (préconisé par Cap et MM. Arau et Bouchut).

Le *tannate de quinine*. (Barreswil.)

Ratanhia ou *Ratania*. (incompatible, comme le tannin, avec les sels de plomb).

Gomme Kino et *Sang-Dragon*. (inusités aujourd'hui).

Cachou. (acacia catechu) bon astringent, employé assez fréquemment.

Les *rosacées astringentes*. (feuilles de noyer, roses de Provins, tormentille.)

La feuille de noyer et la rose de Provins figurent dans la formule de beaucoup d'injections, mais simplement comme adjuvants, associés à un autre principe plus actif.

Monésia. — On a employé l'extrait de monésia à la dose de 0 gr. 20 à 2 grammes, en injections. (Yvon). Payen et Manec se servaient de la teinture hydro-alcoolique à la dose de 2 à 3 gr. pour cent.

Ecorce d'Inga. — *Paullinia*. — Rarement employées.

Ecorce de chêne. — Réussit très bien en applications pulvérulentes topiques dans le vagin, comme la poudre de ratanhia. M. le Dr Boureau en a retiré d'excellents effets, dans la pratique de Saint-Lazare.

Sous-acétate de plomb liquide (Extrait de Saturne, — eau de Goulard). — M. Ricord, dans une formule célèbre, a associé le sous-acétate de plomb au sulfate de zinc.

Dissout dans l'eau, le sous-acétate de plomb constitue l'eau blanche.

Alun — Médicament astringent par excellence. L'alun

a donné de bons résultats dans certaines vaginites, employé en poudre, dans un sachet ou un tampon. M. Gouguenheim s'en sert avantageusement à Lourcine. Ce médicament présente l'inconvénient d'une astriction parfois trop considérable.

Sulfate de cadmium. — (Fronmüller). Plus énergique que son congénère, le *Sulfate de zinc.* — Astringent et même caustique à une certaine dose, le sulfate de zinc est un agent très fréquemment porté dans les formules d'injections. Il présente l'avantage de n'être pas trop douloureux et d'être assez bien supporté par la muqueuse uréthrale. Il tient le milieu entre les caustiques et les astringents.

2° *Médicaments caustiques.*

Acide picrique. — L'acide picrique pourrait être rangé parmi les astringents aussi bien que parmi les caustiques ; il est également antiseptique à un certain degré. Connu depuis un temps assez considérable sous les noms d'acide carbazotique, phénique trinitré, amer de Welter, il n'a été employé pour le traitement des uréthrites, des vaginites et des métrites, que depuis peu de temps. Il est bien toléré. M. Chéron s'en sert journellement à Saint-Lazare, et en préconise l'emploi. Cet acide présente l'inconvénient de colorer énergiquement les tissus vivants et le linge en jaune clair.

Chlorure de zinc,
Perchlorure de fer,
Sulfate de fer,
Acide chrômique,
Sulfate de cuivre,

Nitrate d'argent. — Nous n'insisterons pas sur le rôle qu'a joué et que joue encore le nitrate d'argent dans la thérapeutique des affections vénériennes. C'est un agent trop répandu pour qu'il soit utile d'en parler.

A la suite des médicaments caustiques, nous placerons les drastiques, en particulier la *coloquinte* et l'*aloès*, qui ont été administrés quelquefois en injections.

3° *Médicaments isolants.*

Ils sont au nombre de trois, usités : la *craie*, l'*oxyde de zinc*, et particulièrement le *sous-nitrate de bismuth*. Les isolants s'emploient comme poudre insoluble, en suspension dans l'eau ou dans un véhicule un peu épais. Les injections isolantes paraissent agir en tapissant le canal d'un dépôt inerte qui en tient les parois isolées. M. Caby en a préconisé l'emploi.

Bien que composées de substances inertes, ces injections ne sont pas toujours inoffensives. M. Fournier, le savant professeur de syphiligraphie, a constaté plusieurs fois qu'elles déterminaient dans le canal une sensation douloureuse de plénitude et d'engorgement. Rollet dit même avoir vu des malades être pris tout à coup de difficultés d'uriner et rendre avec effort des concrétions de bismuth, sortes de bezoards formés par le résidu des injections avec les mucosités du canal. Le liquide injecté, poussé trop vivement, peut aussi pénétrer dans la vessie, et là, les particules de bismuth peuvent devenir le point de départ d'une agrégation calculeuse.

4° *Médicaments détersifs*.

Ce groupe comprend : le *vin*, le *vin aromatique*, l'*alcool*.

Le vin rouge est souvent associé à l'eau distillée de roses.

5° *Médicaments calmants*.

Décoctions émollientes. — Eau de sureau, de guimauve, etc.

Opium. — Sous forme de laudanum.

6° *Médicaments antiseptiques*.

Nous les avons divisés en trois groupes :

I. LES IRRITANTS. — *Acide phénique*. — Rarement employé en injections, contre la blennorrhagie. D'ailleurs, il n'est supporté qu'à des doses très faibles.

Acide salicylique,

Chloral,

Salicylate de soude,

Iode,

Coaltar. — Le coaltar est un produit assez usité en applications topiques, dans le vagin, à l'aide d'un tampon. M. Siredey l'emploie à Lariboisière.

En injections, il doit être coupé d'eau. Il offre le désavantage d'une mauvaise odeur et d'une coloration verte désagréable à la vue.

II. LES DÉTERSIFS. — *L'eau créosotée*, à la dose de 1 partie de créosote pour 80 d'eau, a été préconisée par Arendt.

Eau chlorée,
Teinture d'Eucalyptus.

III. — LES ANTISEPTIQUES FRANCS. — Parmi ces derniers nous placerons :

Le *chlorure de chaux* (imparfaitement soluble),
Le *sulfite de soude,*
Le *borax,* qui est à la fois astringent et antiseptique.
Enfin, le *permanganate de potasse.*

Balsamiques.

Parmi les Balsamiques (nom assez impropre, mais consacré par l'usage. — Fournier) les principaux sont :
Le *copahu,* le *cubèbe,* les *térébenthines,* le *baume du
Canada,* les *baumes du Pérou* et de *Tolu,* le *goudron,* le
matico, les *bourgeons de sapin,* etc., etc.
Nous avons omis dans cette nomenclature l'*essence de
santal jaune,* introduite dans la thérapeutique française
par M. le professeur Panas. L'*essence de santal* présente
des avantages réels sur ses congénères. Elle est parfaitement tolérée par l'estomac ; son action est au moins égale à
celle du copahu, et à la dose de 10 capsules par jour, con-
tenant chacune 40 centigrammes, elle exerce une action
très marquée sur l'écoulement blennorrhagique; lequel,
dans l'espace de 24 à 48 heures au plus, se trouve réduit
à un simple suintement séreux transparent ou a quelques
gouttes de pus blanchâtre. (Panas. — Emploi d'une nouvelle substance antiblennorrhagique, l'*essence de santal
jaune.* — Bulletins de la Société de chirurgie, 1865.)
L'essence de santal a pris une grande extension et a rem-

placé en grande partie le copahu de nos jours. Malheureusement, elle coûte fort cher et n'est pas accessible à toutes les bourses, en sorte qu'il faut souvent revenir au copahu et au cubèbe.

A Saint-Lazare, on donne le copahu en capsules, et le cubèbe en électuaire, dans du pain azyme. On ne fait plus usage de la terrible potion de Chopart, qui, suivant le dire de M. Fournier, « a certes guéri moins de chaudes-pisses qu'elle n'a déterminé de gastralgies. » La potion de Chopart est aujourd'hui exclusivement du domaine de la médecine militaire.

L'*huile de bois* (Wood oil) de Th. B. Henderson, l'*essence de romarin*, employée par M. Fournier, ont donné quelques bons résultats.

Tisanes.

On a donné toutes sortes de tisanes pour adoucir la période inflammatoire et douloureuse de la blennorrhagie. Trop longue serait la liste qu'il faudrait énumérer ; aussi nous nous bornerons à dire quelques mots de deux sortes de tisanes peu employées, qui ont donné de bons résultats à M. le Dr Boureau, dans son service de Saint-Lazare.

En premier lieu la *Sabline Rouge* ou *Arenaria Rubra*. M. Boureau, ayant eu occasion de se procurer une certaine quantité de cette plante, rare à Paris, en fit l'essai pendant quelques mois. Il en faisait boire un litre par jour, en décoction, laissant de côté toute autre médication, et il remarqua constamment que l'Arenaria Rubra, à l'instar des puissants diurétiques, faisait promptement disparaître les symptômes douloureux de la période aiguë de la blennorrhagie chez la femme, et même chez l'homme, quand il eut sujet de la prescrire dans sa clientèle privée. « La sabline rouge ne produit pas toujours la disparition de l'écoulement uréthral, mais elle le modifie très rapidement, et permet d'en triompher au bout de quelques jours par l'emploi subséquent des balsamiques. »

En second lieu, la tisane de *Busserole* (*Uva Ursi, raisin d'ours*). Employée au début d'une blennorrhagie, cette tisane peut rendre de bons services. Nous en avons fait usage à Saint-Lazare, avec des résultats très appréciables.

— On voit par la série de médicaments que nous venons d'énumérer, combien sont nombreux les moyens de traitement de la blennorrhagie. Quelques-uns ont donné de bons résultats, mais ces résultats n'ont jamais été *certains* dans toutes les applications ; beaucoup de malades y sont réfractaires.

M. Fournier emploie une médication à laquelle nous nous rangeons entièrement, quant aux préceptes. Contrairement à l'opinion de Thiry, qui veut que les injections soient administrées au début de la maladie, M. Fournier ne les prescrit qu'après la chûte complète des phénomènes inflammatoires. Cullerier va plus loin, et recommande de n'y avoir recours qu'après avoir fait agir les balsamiques. D'autres auteurs administrent en même temps balsamiques et injections, pour faire agir à la fois toutes les ressources de la méthode suppressive. Pour notre part, nous avons employé uniquement les injections, sans nous préoccuper de donner les balsamiques ; pour l'excellente raison que nous n'avons pas eu besoin de recourir à eux, et que les résultats donnés par le permanganate de potasse rendaient inutile leur intervention. Dans les blennorrhagies au début, nous avons attendu la chûte des phénomènes inflammatoires, en prescrivant des bains, des tisanes et du repos, suivant la méthode de M. Fournier. Mais ce sont des cas rares à Saint-Lazare, les malades nous arrivant, en général, à la seconde phase de la maladie, alors que la blennorrhagie est bien encore aiguë, mais que les violentes douleurs et l'inflammation du début ont disparu. La plupart de nos uréthrites et de nos vaginites ont été traitées dans ces conditions, en sorte qu'il nous a été loisible de recourir immédiatement au permanganate de potasse.

Nous avons également traité par ce moyen, des blennorrhagies et des vaginites chroniques, remontant à plusieurs mois, absolument réfractaires à toute autre médication, et que, ni les cautérisations avec une solution concentrée de nitrate d'argent, ni les applications d'alun et l'usage interne des balsamiques, n'avaient pu parvenir à modifier sensiblement. Dans ces cas-là, le permanganate de potasse, injecté en solution à 1 gr. pour 250, a donné des résultats merveilleux. En douze à quinze jours, nous avons vu les écoulements disparaître totalement.

M. le Dr Guillaumet, médecin-adjoint à Saint-Lazare, qui remplaçait M. Boureau pendant une absence, a pu constater *de visu* des résultats invraisemblables par leur rapidité et leur facilité.

L'uréthrite de la femme, contrairement à celle de l'homme (quand il s'agit de blennorrhagie), conserve ses propriétés contagieuses pendant toute sa durée (Gosselin. — *Clinique chirurgicale*, tome II). D'un autre côté, l'appareil génital externe de la femme est plus compliqué que celui de l'homme ; la blennorrhagie peut s'étendre à la vulve, au vagin, au col de l'utérus (comme nous en avons vu une demi-douzaine d'exemples). L'emploi du permanganate de potasse prévient ces complications, d'après notre opinion, en modifiant, dès le moment de son application, la nature du pus blennorrhagique, en lui retirant ses propriétés les plus éminemment contagieuses, et en rendant impossible son auto-inoculation.

C'est tout spécialement sur le pus, qu'il soit blennorrhagique ou non, que porte l'action du permanganate de potasse. C'est en altérant par une oxydation énergique les particules purulentes, que le permanganate les transforme en particules graisseuses et leur ôte, dès lors, toute leur virulence. Le pus, ainsi transformé, ne pourrait agir que comme un corps étranger s'il séjournait dans l'urèthre et ne pourrait contaminer les parties saines de ce canal.

D'ailleurs, l'acte de la miction le chasse hors de l'urèthre. Pour ce qui est du vagin, des injections de propreté, à l'eau simple, en débarrassent rapidement cet organe.

Il nous a manqué, pour compléter ce travail, de faire l'analyse chimique du pus altéré par le permanganate de potasse. C'est là une lacune que nous déplorons, mais qu'il nous a été impossible de combler, n'ayant pu nous trouver dans des conditions favorables à cette expérimentation.

Le pus attaqué par le permanganate se présente à la vue sous une coloration brune, due probablement à la formation de sesquioxyde de manganèse, avec une consistance épaisse qui le fait ressembler à un globule de graisse. Ce pus ne paraissait chez nos malades qu'une demi-heure environ après l'injection. Il est vrai de dire qu'en vue de cette recherche, aussitôt après l'injection, nous avions eu le soin de pressurer le canal de l'urèthre pour en faire sortir les dernières gouttes de permanganate, en sorte qu'il n'en restait qu'une quantité très minime sur toute la surface de la muqueuse.

L'action du permanganate de potasse sur la muqueuse malade peut être contestée; cependant il est probable qu'il agit sur elle à la manière d'un astringent. Pour démontrer cette action astrictive il suffit d'injecter une solution concentrée (1 gr. pour 100) dans un urèthre enflammé. La tolérance pourra avoir lieu, car en général le permanganate est bien toléré, mais après l'injection il restera une sensation de cuisson, sensible surtout à l'orifice du méat; sensation peu persistante, mais qui sera réveillée par la miction.

Avec le permanganate de potasse, même en solution concentrée (1 pour 100), nous n'avons jamais observé les phénomènes que l'on a constatés quelquefois après l'administration des caustiques; jamais nous n'avons vu l'écoulement devenir rose, se teinter de sang, ou bien prendre cet aspect séreux qui témoigne toujours d'une surexcitation plus ou moins vive de l'urèthre, suivant la remarque de M. Fournier.

La tolérance est remarquable chez la femme. Aucune de nos malades, même de celles qui avaient des uréthro-vulvovaginites intenses, n'a accusé de douleur au moment de l'injection, ni quelques minutes après. Les solutions dont nous faisions usage portaient les titres de 1 gr. pour 500 d'eau, et de 1 gr. pour 250. L'une était à peine plus sensible que l'autre; la malade ne s'en apercevait souvent pas. Nous avons eu l'occasion de soigner en ville deux uréthrites aiguës, chez l'homme, et nous devons dire que l'application de la solution de permanganate à 1 pour 250 en injections, était ressentie par les malades, qui nous accusaient une certaine cuisson; cuisson qui n'avait rien de comparable à la causticité des solutions au nitrate d'argent. Devons-nous induire de ce fait que l'urèthre de l'homme est plus impressionnable que celui de la femme? Ou bien, que le métier de nos femmes de Saint-Lazare amène à la longue une certaine insensibilité dans leurs organes génito-urinaires, — insensibilité qu'une inflammation pathologique même ne transformerait pas? Nous n'avons pas une expérimentation, ni des bases de comparaison suffisantes pour établir une opinion à cet égard.

Pour ce qui est du vagin, la tolérance est considérable; la sensibilité est obtuse, et ce n'est guère qu'à la vulve qu'elle se réveille.

Au point de vue des rétrécissements, nous croyons pouvoir affirmer que les injections au permanganate de potasse offrent un avantage réel sur les injections caustiques; l'astriction est faible, et de l'absence de la sensation douleur, il nous est permis de conclure qu'il n'y a pas action irritante. Nous n'en dirons pas autant de la médication simplement astringente : eau blanche, alun, sulfate de zinc, etc. Ces injections sont presque toujours douloureuses (nous avons vu le sulfate de zinc, injecté dans une solution au 2 centièmes dans l'urèthre d'une femme, causer de véritables crises douloureuses) et même, en y associant les opiacés, on les voit déterminer une sensation de chaleur, sinon insupportable, du moins très désagréable et très intense.

Il y a lieu, dans la pratique civile, de tenir compte de l'élément douleur; beaucoup de malades ne prennent pas leurs injections parce qu'ils redoutent à bon droit, à l'avance, la cuisson qu'elles déterminent. Avec le permanganate de potasse en solution au 5 centièmes, rien de tel; c'est là un avantage marqué, joint à des propriétés thérapeutiques très efficaces et incontestables.

Nous avons dit que nous avions employé deux sortes de solutions : une à 1 gr. de permanganate de potasse pour 500 grammes d'eau distillée, l'autre à 1 gr. pour 250. Nous avons injecté la première dans les uréthrites aiguës, la seconde dans les uréthrites chroniques. Pour les vaginites, nous nous sommes toujours servi de la solution concentrée à 1 gr. pour 250.

Nous faisions les injections nous-même, à l'aide d'une seringue en caoutchouc rouge; en ayant soin d'injecter doucement le liquide et de maintenir le méat obturé, pendant quelque temps, par l'application de l'embout de la seringue dans son orifice. Nous n'avons pas craint d'injecter du permanganate de potasse dans la vessie, l'introduction d'une certaine quantité de la solution ne présentant aucun inconvénient fâcheux pour cet organe. — A ce propos, nous rappellerons que Demarquay et plus tard M. Mallez ont injecté avec succès des solutions permanganatées dans la vessie, pour combattre la cystite chronique (1).

M. le Dr Bourgeois (Bulletin de Thérapeutique, janvier 1880) semble craindre l'introduction du permanganate de potasse dans le réservoir de l'urine, et à cet effet, il se livre à un calcul ingénieux de la capacité du canal de l'urèthre, en recommandant de n'injecter que la quantité exacte de solution médicamenteuse.

A l'exemple de Demarquay, nous n'avons pas redouté d'injecter au delà du canal et nous n'avons jamais eu à le regretter. Nous avons fait, un jour, l'expérience suivante:

Nous avons versé un peu de dissolution de permanganate de potasse dans de l'urine normale fraîche; cet essai a réussi

____

(1) Demarquay. Gazette des hôpitaux, mars 1863. Paris.

et nous a montré qu'il ne se formait aucun précipité, qu'il n'y avait qu'un seul phénomène appréciable à la vue, la décoloration totale du permanganate de potasse ; l'urine conservant sa teinte primitive, sauf quelques légers nuages brunâtres. Ce serait une tout autre histoire, s'il s'agissait d'une injection au sous-nitrate de bismuth. Nous avons exposé, plus haut, les inconvénients sérieux que présente l'introduction de cette substance dans la vessie.

Nous avons fait les injections nous-même, dans les uréthrites, après avoir pris soin chaque fois de faire uriner nos malades au préalable. Une seule injection par jour a suffi, dans la plupart des cas, pour amener la guérison en une douzaine de jours en moyenne. Dans certaines formes de vaginites chroniques, nous avons fait deux injections par jour. Dans tous les cas, nous avons insisté sur les soins de propreté, en contraignant nos malades à se donner matin et soir des injections d'eau simple, à l'aide d'une seringue munie d'un embout en gomme. Les femmes étaient baignées deux fois par semaine et prenaient de la tisane de Busserole (*uva ursi*). Quant au régime de nourriture, nous n'avons rien changé à celui de la prison : bouillon, bœuf, légumes.

Nous avons regretté que le temps nous ait manqué pour faire porter notre observation sur le traitement de la métrite purulente par les injections intra-utérines de permanganate de potasse. Nous sommes convaincus, par les modifications que nous avons maintes fois observées dans le catarrhe utérin, chez les malades que nous traitions au permanganate de potasse pour des vaginites, et qui avaient en même temps de la métrite (modifications très heureusement appréciables), que cette médication doit donner d'aussi bons résultats, pour le moins, dans la métrite purulente, blennorrhagique ou non, que dans la vaginite et l'uréthrite. C'est une étude que nous reprendrons plus tard avec intérêt, quand les circonstances nous auront mis à même de pouvoir la mener à bien.

Nous terminerons ici cet exposé, pour passer aux observations que nous avons recueillies à St-Lazare et aux deux (chez l'homme) que nous avons prises au dehors. Bien peu de médecins se sont servis jusqu'ici des injections au permanganate de potasse; la bibliographie sur cette application particulière de ce sel est bien pauvre. Nous avons cité tout à l'heure MM. Demarquay, Mallez et Bourgeois; nous rappellerons qu'en 1864, J.-G. Rich s'est servi, contre la blennorrhagie, d'une injection au permanganate de potasse, de 30 centigrammes pour 30 grammes d'eau (solution un peu trop concentrée, à notre avis) et que cette solution lui a donné constamment de bons résultats. (Canada Lancet et Edinburgh med. Journal, septembre 1864.)

Enfin Van den Corput, qui a surtout employé le permanganate de potasse à l'intérieur, l'a aussi prescrit à la dose de 1 gr. pour 100, en injections, dans certaines uréthrites.

<hr>

CHAPITRE IV.

Observations.

Nous avons divisé les dix-huit observations que nous allons exposer, en trois catégories.

La première renferme les affections blennorrhagiques aiguës ;

La seconde, les affections blennorrhagiques chroniques;

La troisième, les affections chroniques non blennorrhagiques.

Nous ferons suivre ces observations, recueillies à Saint-
Lazare, de deux observations d'uréthrite aiguë chez l'homme,
qui nous sont personnelles.

Première catégorie.

OBSERVATION I,

Graup.... (Léonie), 19 ans. — Insoumise, — Entrée à Saint-Lazare,
salle 14, serv. de M. le Dr Boureau, le 29 août 1881.—Uréthrite aiguë.

La période inflammatoire est passée ; pas de douleurs pendant la
miction ; pus abondant à la pression.

Rien au vagin. Catarrhe simple du col de l'utérus.

Injections au permanganate de potasse, solution à 1 gr. pour 500, à
partir du 3 septembre. — Tisane Uva Ursi.

Guérison en quatorze jours.

18 septembre. — On ne trouve plus de traces de l'écoulement, bien
qu'on ait soin d'examiner la malade avant la miction. On continue les
injections pendant une huitaine.

Le 27. — Aucun suintement; état normal; guérison certaine. Exeat.

OBSERVATION II,

Chén... (Victorine), 17 ans. — Insoumise. — Entrée à Saint-Lazare
le 3 septembre 1881, salle 14, service de M. Boureau.

Uréthrite aiguë ; de plus, accidents syphilitiques de la vulve ;
chancre en transformation papuleuse *in situ*; plaques muqueuses;
œdème de la grande lèvre droite.

L'écoulement blennorrhagique est très abondant, bien qu'il n'ait
pas contaminé le vagin qui paraît normal. Plus de phénomènes inflammatoires. La malade fait remonter à huit jours, ses dernières
douleurs pendant la miction.

Injections et lavages au permanganate de potasse (1/500).— Liqueur de Van-Swieten, tisane de salsepareille.

Guérison de l'uréthrite le 16 septembre. Le 25 on cesse les injections, l'écoulement n'ayant pas reparu.

OBSERVATION III.

Genéb.... (Victoire), 17 ans. — Insoumise. — Entrée à Saint-Lazare, salle 14, le 13 août 1881.

Uréthrite aiguë, pus abondant, douleurs pendant la miction.

Plaques muqueuses anciennes à la vulve.

Liqueur de Van-Swieten. Tisane d'Uva Ursi, Bains.

Le permanganate de potasse est mis en usage à partir du 20 août; en septembre, la guérison est obtenue le 5; on continue les injections jnsqu'au 15. Guérison confirmée.

OBSERVATION IV.

Rog... (Marie), 18 ans. — Insoumise. — Entrée à Saint-Lazare, salle 11, le 18 août 1881. Vulvo-vaginite aiguë très intense. La malade supporte avec peine l'introduction du spéculum en verre, petit modèle. Rien dans l'urèthre.

Tisane Uva Ursi. Bain, repos. On commence le traitement au permanganate de potasse le 2 septembre. Injections et lotions. Guérison obtenue le 13 septembre et confirmée le 22.

OBSERVATION V.

Rouss.... (Louise), 19 ans. — Insoumise. — Entrée à Saint-Lazare le 1er août 1881 salle 13.

Uréthrite aiguë. Végétations vulvaires et chancre mou en voie de résolution sur la grande lèvre gauche.

Tisane Urva Ursi; excision des végétations le 2 août. — Pansement du chancre mou au sulfure de carbone et à la poudre d'iodoforme; bains. Le traitement au permanganate de potasse n'est entrepris que le 5 septembre. Solution au 1/500. Guérison le 13, confirmée le 26. Exeat.

Observation VI.

Carr.... (Juliette), 18 ans. — Insoumise. — Entrée à Saint-Lazare, le 23 août, salle 13.

Vulvo-vaginite aiguë, de nature blennorrhagique. La période inflammatoire est à son déclin ; la malade supporte bien l'exploration au spéculum. Le col utérin est le siège d'une congestion intense ; il est d'une couleur rouge violacé. Pas de blennorragie intra-utérine. Végétations vulvaires. Pas d'uréthrite.

On excise les végétations. — Tisane d'Uva Ursi ; injections au permanganate de potasse à partir du 5 septembre. Le 15 amélioration sensible, diminution considérable de la sécrétion purulente. Guérison le 21, confirmée le 29. Exeat.

Observation VII.

Bég... (Elise), 15 ans. — Insoumise. — Entrée à Saint-Lazare le 14 septembre. Uréthrite aiguë. — Pas de vaginite ; pas de douleur pendant la miction, bien que le méat soit d'une coloration rouge livide.

Emploi immédiat du permanganate de potasse (1/500). — Tisane d'Uva Ursi. Guérison le 24 septembre, confirmée le 30.

Deuxième catégorie.

Observation I.

Bruge... (Annette), 18 ans. — Insoumise. — Entrée à Saint-Lazare le 14 juin 1881, salle 13.

Uréthro-vulvo-vaginite aiguë. Traitée dès le début par des cautérisations au nitrate d'argent, des applications d'alun, et de copahu à l'intérieur. Cette fille n'est pas encore guérie le 1er septembre, en dépit des différentes médications successivement employées.

En septembre, l'affection a revêtu un caractère chronique. La vulvite a cédé ; l'uréthrite et la vaginite persistent. Absence de sensibilité. Nous suspendons le traitement, ainsi que le copahu et nous commençons, le 12 septembre, les injections au permanganate de potasse ;

solution forte à 1 gr. pour 250. L'injection est supportée sans aucune douleur. Guérison absolue le 26 septembre. Exeat le 30, sans rechûte.

OBSERVATION II.

Cer... (Pauline), 22 ans. — Insoumise. — Entrée le 14 septembre à Saint-Lazare pour une vaginite chronique et une métrite purulente. La malade nous dit avoir eu la chaude-pisse il y a trois mois, et s'être soignée au copahu.

L'urèthre exploré n'accuse pas de trace de cette blennorrhagie.

En revanche, le vagin est le siège d'une sécrétion purulente, abondante, de nature évidemment blennorrhagique. Le col de l'utérus, congestionné, d'un rouge sombre, marbré de taches plus foncées, est le siège d'une vascularisation très marquée et d'un catarrhe purulent intense.

Pas d'érosion sur le pourtour de l'orifice utérin.

Tisane d'Uva Ursi. Application immédiate d'une injection de permanganate de potasse au 1/250. Cette injection est bien supportée. Injections de propreté ; bains sulfureux et repos.

Dix jours après, la vaginite pouvait être regardée comme guérie ; le catarrhe du col utérin, de purulent, était devenu muqueux.

Le 30 septembre, la guérison étant confirmée, on délivre l'exeat.

OBSERVATION III.

Vanc... (Félicie), 16 ans. — Insoumise. — Entrée le 21 juin 1881 à Saint-Lazare pour uréthro-vulvite aiguë. A peine entrée dans le service, cette malade est prise d'une arthrite phlegmoneuse du coude droit.

M. Boureau emploie la méthode résolutive, vu l'absence de foyers limités. Empâtement général des membres avec hyperesthésie douloureuse traité par l'application de larges vésicatoires ; gouttière ouatée ; bains locaux phéniqués.

Le 25 août. Le résultat était merveilleux; l'arthrite ne se traduisait plus que par quelques craquements; l'usage du bras était assez libre.

Le 29. La malade se sent assez forte pour descendre à l'examen. L'uréthrite chronique est traitée par la solution au permanganate de potasse au 1/250. Le vagin est le siège d'une vaginite chronique qui s'étend jusqu'au col de l'utérus, où elle a revêtu la forme granuleuse. On la traite également par les injections permanganatées, à partir du 1er septembre.

Le 20, la guérison est obtenue.

(Dans cette observation la durée du traitement est plus grande que dans tous nos autres cas, mais il faut tenir compte d'une certaine irrégularité dans les soins du début, chez une malade convalescente d'une affection grave.)

OBSERVATION IV.

Koh... (Augustine), 17 ans. — Insoumise. — Entrée à Saint-Lazare pour une ulcération du col de l'utérus, des accidents secondaires à la vulve et une uréthrite chronique.

Traitement au permanganate de potasse à partir du 29 août.

Le 16 septembre l'uréthrite est guérie et la guérison se confirmant, on cesse les injections le 22 septembre.

OBSERVATION V.

Sist... (Rosalie), 26 ans. — Fille soumise. — Entrée à Saint-Lazare pour une uréthrite chronique, le 17 septembre 1881. Cette fille est déjà venue à Saint-Lazare dans le courant de l'année, pour la même affection. La guérison n'avait pas dû être définitive et elle a éprouvé une rechûte.

Traitement au permanganate de potasse. Guérison le 26 septembre, confirmée le 1er octobre. Exeat.

OBSERVATION VI.

Mott... (Marie), 19 ans. — Insoumise. — Entrée à Saint-Lazare, salle 1, le 16 septembre, pour des végétations et une uréthrite chronique.

Traitement au permanganate de potasse. Guérison de l'uréthrite le 26 septembre.

OBSERVATION VII.

Boul... (Anastasie), 23 ans. — Insoumise. — Entrée à Saint-Lazare le 4 juin pour des accidents syphilitiques secondaires et une uréthrite chronique. On constate une fistule anale. (Trajet fistuleux occupant la partie inférieure de l'anus et s'étendant obliquement à 2 centimètres au-dessus de l'orifice externe.) M. Boureau fait l'incision du trajet et de toute l'épaisseur du sphincter externe.

Liqueur de Van-Swieten pour les accidents secondaires.

L'uréthrite est traitée sans résultat par la cautérisation immédiate avec le crayon de nitrate d'argent. Elle persiste encore en septembre.

Nons instituons alors le traitement au permanganate, le 12 septembre. Guérison obtenue le 26 du même mois et confirmée le 1er octobre.

Troisième catégorie.

OBSERVATION I.

Thom... (Henriette), 19 ans. — Insoumise. — Entrée à Saint-Lazare le 25 mai, salle 11. Métrite purulente, ulcération du col de l'utérus, vaginite consécutive.

L'ulcération du col utérin s'étale sur le pourtour de l'orifice, aux dépens des deux lèvres. — Cautérisations diverses, bains, repos.

En août la guérison n'est pas complètement obtenue pour l'ulcération ; le catarrhe purulent et la vaginite ont persisté.

Permanganate de potasse au 1/250, le 28 août, en injections.

Guérison de la vaginite le 8 septembre, confirmée le 13. Modification avantageuse du catarrhe utérin qui a perdu son caractère purulent.

OBSERVATION II.

Enes... (Berthe), 20 ans. — Insoumise. — Entrée à Saint-Lazare le 6 août 1881, salle 13.

Métrite purulente et vaginite chronique consécutive.

La première application de permanganate de potasse a lieu le 12 septembre. Guérison de la vaginite et modification de la sécrétion utérine le 23 septembre.

OBSERVATION III.

Larib... (Marie), 17 ans. — Insoumise. — Entrée à Saint-Lazare le 1er août 1881, pour une vaginite chronique non blennorrhagique et de l'herpès vulvaire,

Traitée pendant tout le mois d'août par des applications d'alun, des bains et du repos, sans résultat appréciable, cette malade est soumise aux injections de permanganate de potasse, le 12 septembre 1881.

Le 27 septembre, la vaginite du col est totalement guérie; les tachetures appparaissent à peine.

La guérison est définitive le 30. Chez cette malade, il n'y avait pas de catarrhe utérin pathologique.

OBSERVATION IV.

Gér... (Léonie), 26 ans. — Fille soumise. — Entrée le 19 septembre, à Saint-Lazare, salle 2, pour un érythème du col et de la vaginite des culs-de-sac vaginaux. Catarrhe purulent du col. Injections de permanganate au 1/250.

Le 29 septembre, la malade sort guérie de sa vaginite et de son érythème. Le catarrhe du col utérin n'a plus l'aspect purulent. La muqueuse vaginale est sèche et entièrement saine.

Uréthrite aiguë chez l'homme.

OBSERVATION I.

M. J...., 29 ans. Bonne santé générale, n'ayant jamais eu d'affections vénériennes. Contracte la chaude-pisse en juin 1881.

Traité par le traitement spécial du Dr Z...; en août, le seul résultat observé est la disparition de la cuisson causée par le passage de l'urine; l'écoulement est jaune verdâtre, très abondant.

Sur le point de partir en voyage et désireux de se débarrasser de cette affection désagréable, le malade nous demande un avis; nous lui conseillons les injections au permanganate de potasse au titre de 1 g. pour 250.

Le traitement commence le 18 août; il est fait deux injections par jour, soir et matin; bains, régime approprié.

Dès le 25 août, l'écoulement ne se manifeste plus que par une petite gouttelette de pus, apparaissant le matin à la pression du canal.

Le 1er septembre, notre malade nous écrit de province, qu'il est parfaitement guéri et qu'il n'y a plus lieu de continuer ses injections.

Le permanganate de potasse a toujours été bien supporté ; c'est à peine si au début le malade a ressenti une faible sensation d'astriction.

OBSERVATION II.

M. V..., 34 ans, contracte une uréthrite blennorrhagique aiguë, le 8 août 1881.

Symptômes inflammatoires très marqués : turgescence de la verge, érections nocturnes, courbature, sensation de « lames de rasoir » au passage de l'urine dans le canal; écoulement purulent verdâtre très abondant.

Nous conseillons d'abord des bains, du bromure de potassium, du repos, de la tisane d'Uva Ursi et un régime approprié.

Le 22 août. Les phénomènes inflammatoires se sont amendés et nous commençons les injections au permanganate de potasse 1/500.

Les premières sont ressenties par le malade, mais peu à peu il s'y habitue et les prend régulièrement soir et matin.

Le 6 septembre. La guérison est aussi complète que possible, sans avoir eu recours aux balsamiques, malgré les demandes réitérées de notre malade

La guérison s'est confirmée et les injections ont cessé quelques jours après.

CHAPITRE V.

Conclusions.

Des faits qui précédent, nous avons tiré les conclusions suivantes :

I. Le permanganate de potasse est un médicament désinfectant, antiseptique, doué de propriétés astringentes, variables suivant les doses.

II. L'action du permanganate de potasse porte principalement, d'une façon remarquable, sur les éléments du pus en général et du pus blennorrhagique en particulier. Cette action, franchement antiseptique, peut s'expliquer par la décomposition chimique des particules purulentes et leur oxydation immédiate sous l'influence de cet agent.

III. Le permanganate de potasse, par son action directe sur le pus, prévient l'auto-inoculation, c'est-à-dire la contagion des parties saines par le pus des parties malades.

IV. Son action sur les muqueuses malades est analogue à celle des autres astringents. Le degré d'astriction est faible avec une solution à 1 gr. pour 500; plus appréciable, mais encore supportable sans douleur réelle, avec une solution à 1 gr. pour 250 grammes d'eau.

V. Par suite de son action sur les matières organiques, le permanganate de potasse doit être employé en solution dans l'eau distillée.

VI. Le permanganate peut être injecté sans inconvénient dans la vessie.

VII. Il résulte des observations précédentes que l'action de ce sel est rapidement bienfaisante dans la blennorrhagie. L'écoulement de la forme aiguë peut être supprimé définitivement dans les douze jours de l'application du médicament, pour la moyenne, sans qu'il y ait lieu de faire intervenir les balsamiques. Dans la forme chronique, son application n'est pas moins efficace, mais peut demander un temps légèrement plus grand.

VIII. L'action du permanganate de potasse modifie avantageusement la sécrétion pathologique de l'utérus.

IX. On ne doit avoir recours au permanganate de potasse pour obtenir la guérison, dans la moyenne sus-énoncée, qu'après la chûte complète des phénomènes inflammatoires du début dans la blennorrhagie aiguë. D'un autre côté, le régime doit être rigoureusement observé, et il est utile de recourir aux bains et aux tisanes diurétiques, pendant la durée du traitement.

X. Le permanganate de potasse offre un seul inconvénient, sa décomposition au contact du linge et la tache qui en résulte. Cet inconvénient est facile à combattre, en ayant soin d'employer, pour le lavage du linge, de l'eau aiguisée d'acide chlorhydrique, ou de sel d'oseille, ou bien encore acidulée avec le suc d'un citron.

XI. Le permanganate de potasse a donné d'excellents résultats par ses qualités désinfectantes et antiseptiques, dans le traitement de nombreuses affections : ozène, otorrhées, cystites, plaies cancéreuses ou diphthéritiques, etc.

XII. En dernier lieu, il résulte d'expériences que nous avons citées plus haut, expériences entreprises au Brésil, par M. de Lacerda, que le permanganate de potasse paraît être l'antidote du venin des serpents, quand il est administré sous la forme d'injections hypodermiques, quelques minutes après la morsure.

Paris. — Typ. A. PARENT, A. DAVY, succ^r, rue Monsieur-le-Prince, 31.

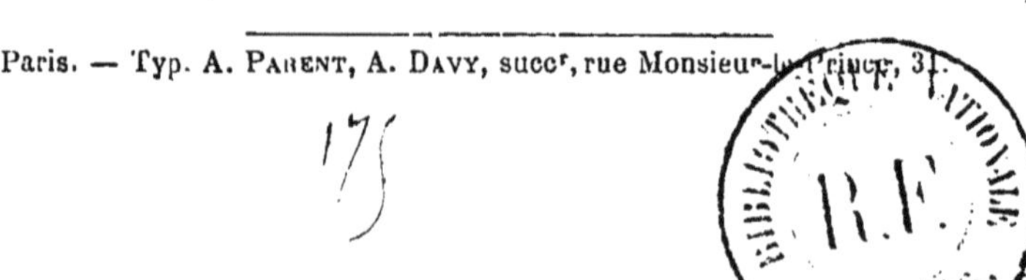

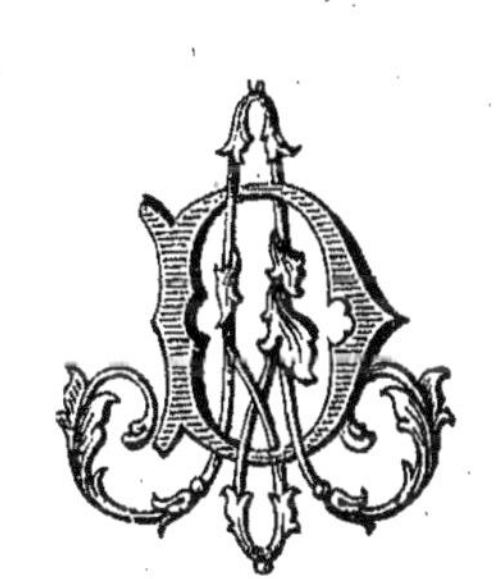

9 782019 941338